병원 **의지형** 인간
vs 병원 **사용형** 인간

병원 **의지형** 인간
vs 병원 **사용형** 인간

초판 1쇄 2019년 06월 05일
초판 2쇄 2020년 03월 25일

지은이 손혜영
펴낸이 이태규
북디자인 강민정 • **영업마케팅** 이진경 • **전자책** 김진도

발행처 아이프렌드
주소 대전광역시 서구 괴정로 107 연흥빌딩 201호(괴정동 53-10번지)
전화 042-485-7844 **팩스** 042-367-7844
주문전화 070-7844-4735~7
홈페이지 www.ifriendbook.co.kr
출판등록번호 제 305 호

ⓒ손혜영 (저작권자와 맺은 특약에 따라 검인을 생략합니다.)
ISBN 978-89-6204-286-3 (03510)

이 책은 저작권법에 따라 보호받는 저작물이므로 무단 전재와 무단 복제를 금지하며,
이 책 내용의 전부 또는 일부를 이용하려면 반드시 저작권자와 아이프렌드의
서면동의를 받아야 합니다.

• 값은 뒤표지에 있습니다.
• 잘못된 책은 구입처에서 바꾸어 드립니다.

병원 의지형 인간 VS 병원 사용형 인간

손혜영 지음

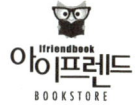
ifriendbook
아이프렌드
BOOKSTORE

머리말

건강 문제 앞에서 현명하게 대응하기

10년도 더 전에 줄기세포가 많은 논란을 불러일으키면서 안타깝게도 여전히 여기에 부정적 인식을 보이는 사람이 많다. 나는 서울대학교에서 바로 그 '줄기세포'를 만드는 공부로 박사학위를 취득하고, 줄기세포 연구를 바탕으로 의과대학병원에서 암의 생리와 진단 등을 연구하고 있다.

사실 줄기세포와 암세포는 이미지부터 상당히 다르지만 둘 다 죽지 않고 끊임없이 자생하는 세포라는 면에서 성격이 비슷해 암 연구 진행에 줄기세포 이론이 많은 도움을 준다. 현재 나는 암의 생리를 바탕으로 빠른 진단, 치료법 효과 모니터링 같은 기술적인 부분을 연구한다.

연구 결과물은 의료 기술 발전에 도움을 주지만 그 자체로 대상 질병을 모두 없앨 수 있는 것은 아니다. 실제로 여러 방면의 의료 기술 발전은 우리의 수명을 늘려주고 있다.

그러나 의료 기술이 모든 질병을 근본적으로 막아주는 것은 아니다. 이런 까닭에 많은 사람이 여러 번 건강상의 위기를 겪기도 한다. 몸이 아플 때 우리는 그 위기에 어떻게 대응해야 할까?

매일 병원 복도를 오갈 때마다 나는 환자나 그 보호자들과 마주친다. 그 많은 사람들의 표정에는 하나같이 그늘이 드리워져 있다. 창밖으로 쨍한 햇살이 세상을 밝게 비추는 날에도 병원 복도의 표정은 언제나 우울 모드다.

진단을 받고 치료를 진행하는 사람들은 거의 다 긴장감을 드러내거나 무표정하다. 그런 표정을 대하다 보면 간혹 의구심이 생긴다. 모름지기 병원이란 건강상의 문제를 치료해 호전을 기대하는 곳인데, 그렇다면 치료 후 기쁨을 표현하는 사람도 있어야 하는 게 아닐까?

한데 어찌된 노릇인지 기쁨에 찬 표정은 찾아볼 수가 없다. 내가 출근하는 곳이 대학병원이라 중증환자가 많아서 그런 것일까? 그럼 경증환자가 많이 찾는 동네 병원은 어떨까? 증상이 아무리 경증이라도 다 나을 것이라고 희망에 찬 말을 해주는 병원은 별로 없다. 의사는 대개 처방을 내리면서 거기에 확신을 담지 않는다. 그럼에도 불구하고 왜 환자들은 치료를 받겠다는 일념으로 병원을 찾는 것일까? 왜 아프면 당연하다는 듯 병원을 찾아가는 것일까?

내 아버지는 닭고기를 드시지 않는다. 마흔이 조금 넘은 젊은 나이 때부터 고혈압 약을 복용하는 바람에 건강관리에 부쩍 관심이 높았는데, 어디서 닭고기가 혈압에 좋지 않다는 얘기를 듣고는 닭고기에 일절 손을 대지 않았다. 건강을 염려하는 사람은 흔히 주위 사람들의 근거 없는 얘기에도 솔깃하게 마련이다.

아버지는 그보다 더 좋지 않은 다른 습관은 버리지 않아도 그것만은 지금까지 잘 지키고 있다. 사실 닭가슴살, 닭안심은 가격이 싸고 맛도 좋은 단백질원으로 오히려 혈압 유지에 도움을 준다. 이게 올바른 정보인데 아버지는 아무리 진실을 얘기해도 도무지 닭고기를 드시려 하지 않는다.

이제 칠순이 넘은 아버지는 꼬박꼬박 고혈압 약을 드시고 있다. 그사이 정맥류 수술을 받았고 뇌경색으로 쓰러지기도 했으며 치매 판정을 받았다. 심장 기능까지 약화돼 혈관성 문제를 겪는 바람에 이젠 매일 먹는 약이 한 움큼이다.

고혈압으로 약을 복용하는 사람은 대체로 고혈압만 걱정할 뿐 반대로 혈압이 낮아서 생기는 일은 고려하지 않는다. 혈압을 조절하겠다는 생각으로 약을 복용해 혈압을 너무 떨어뜨리는 일을 반복하면 그 부작용으로 뇌까지 전달되어야 하는 혈액순환에 장애가 생긴다. 이는 치매, 건망증, 중풍 등의 원인이 되기도 한다.

치매 증상까지 보이는 내 아버지는 간혹 닭가슴살을 드려도 그게 무슨 고기인지 구별하지 못하는지 맛있다며 잘 드신다. 아버지 자신이 증상을 올바로 이해하고 약에 경각심을 보였다면 혈관성 치매에 걸리지 않았을 수도 있지 않을까? 아버지가 좀 더 건강한 모습으로 인생을 즐기며 살았으면 하는 마음에 안타까운 생각이 든다.

세월이 안겨주는 신체 기능 약화는 누구도 피할 수 없다. 더구나 유전자의 힘은 막강하므로 부모가 앓는 질환에 주목할 필요가 있다. 나 역시 세월의 흐름과 함께 내 몸에 새겨진 유전자의 영향으로 기능 약화가 일어날 텐데 그때 어떻게 해야 할지 미리 방향을 잡아둘 생각이다.

특히 자식을 책임지는 사람, 부모를 돌보는 사람은 건강관리를 위해 어떤 병원을 선택할지 신중하게 고민해야 한다. 자기 자신의 건강관리를 위해서도 마찬가지다. 아직도 거리가 가까운 병원이나 의사의 출신학교를 보고 안도하며 병원에 다니고 있는가? 나 역시 그런 선택을 하고 있지만 가끔은 그것이 최선인지 한번 돌아본다. 또 병원에서 처방해주는 약은 해당 증상을 완화해주긴 하지만 대신 다른 증상이 생길 수도 있다는 점을 기억해야 한다. 설명서를 꼼꼼히 따져보고 복용해야 부작용을 최소화할 수 있다.

귀찮고 번거롭더라도 내 몸과 관련된 것이므로 확인하고 따져보고 알아보고 결정하는 것이 좋다. 이제부터 우리 스스로 자신의 건강 문제에 현명하게 대처하는 길을 찾아보

자. 별다른 고민 없이 쉽게 병원을 찾아가는 습관을 버리자. 아무 의심 없이 약을 복용하던 습관도 다시 생각해보자. 크고 작은 건강 위기에 직면할 때 가장 현명한 대응이 무엇인지 고민해보자.

 이 책이 건강 문제를 고민하는 많은 사람에게 현명한 자세를 생각해보는 하나의 계기가 되기를 바란다.

손혜영

목차

머리말 / 건강 문제 앞에서 현명하게 대응하기　　04

1장. 병원 의지형 인간으로 살기 좋은 대한민국　　13
1. 국민건강보험제도　　14
2. 약국 대신 병원 가기 : 가벼운 증상으로도 병원에서 약 받는 것이 남는 느낌　　16
3. 곧 다가올 기대수명 1위　　18
4. 기대수명과 유병 기간　　22

2장. 의지하고 싶은 병원에서 해주지 않는 것　　29
1. 가기 쉬운 병원, 만나기 힘든 의사　　30
2. 병원에서 상담받기 어려워요 : 질환 상담보다 증상 처방　　34
 - 양약 개수의 비밀(증상별로 개수가 늘어나는 내과)
3. 의사에게 기대해도 들을 수 없는 말 : "완치될 겁니다."　　40
 - 약치료, 말 치료(이비인후과, 안과 전문의)
4. 약 설명서를 본 적 있는가? 부작용 설명은 들었는가?　　48

3장. 병원 의지형 인간에서 탈출하기　　55
1. 나를 가장 잘 아는 사람은 '나'다　　56
2. 나를 지키는 것은 나 : 기다림이라는 해결책(미국에서 아이를 낳는 과정)　　60

4장. 병원 사용형 인간   67

1. 현명한 병원 사용법   68
2. 병원에 꼭 가야 하는 이유 : 눈으로 볼 수 없는 것도 많다   70
3. 검사 방법과 확인 가능한 것   74
4. 건강검진: 내 몸 적극적으로 들여다보기   80

5장. 내가 나를 챙기는 일   85

1. 내 건강 이력 챙기기   86
2. 건강 정보 걸러서 보기   90
3. 간단한 병원 탈출법(병원과 의사 선별)   94
   - 병원보다는 의사: 내과에서 받은 피부과 치료
   - 책과 인터넷을 이용하는 수련의
4. 실천해볼 만한 내 건강관리법   100

맺음말 / 누구나 건강을 관리할 수 있다   110

1장

병원 의지형 인간으로 살기 좋은 대한민국

1. 국민건강보험제도

누군가를 만났을 때 우리는 흔히 이렇게 인사한다.

"안녕하세요?"

'안녕'이란 아무 탈 없이 편안한 상태를 의미한다. 이렇게 자기 자신뿐 아니라 타인의 안녕을 살피며 지내는 우리는 참으로 따뜻한 존재다. 그러한 국민성을 보여주듯 우리에게는 국민 모두가 참여하는 국민건강보험제도가 있다. 조금이라도 능력을 갖춘 대한민국 국민이면 누구나 빠짐없이 의무적으로 보험료를 낸다. 그야말로 십시일반 모아 너도나도 병원에 가기 좋은 환경을 만들어놓은 셈이다.

그럼 건강보험심사평가원과 국민건강보험공단의 2016년 건강보험통계연보(2017년 작성)를 살펴보자. 그림에 나와 있듯 직장건강보험·지역건강보험을 사용하는 건강보험 적용인구(97.1퍼센트)와 의료급여 수급권자(2.9퍼센트)로 정부로부터 기

[표] 의료보장 적용인구(1977~2016년)

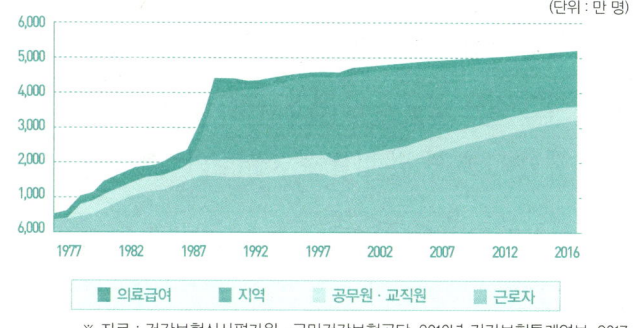

(단위 : 만 명)

※ 자료 : 건강보험심사평가원·국민건강보험공단, 2016년 건강보험통계연보, 2017

본 의료서비스를 제공받는 인구는 5,076만 명이 넘는다.

2019년 초 현재 정부는 돈이 없어서 제대로 치료받지 못하는 일이 없도록 하겠다며 공약으로 내세운 소위 '문재인 케어'를 추진하고 있다. 이는 의료비 본인부담금 감소비율을 더 낮추고 모든 의학적 치료에 건강보험을 적용하는 방안이다. 결국 의료시설 이용은 미래에도 더욱 용이해질 전망이다.

❷ 약국 대신 병원 가기
: 가벼운 증상으로도 병원에서 약 받는 것이 남는 느낌

우리 주위에는 약국이 정말 많이 있다. 약사가 자체적으로 약을 조제하는 것이 가능하던 시절에는 아플 때 병원 대신 약국만 찾는 경우도 많았다. 그때는 여러 증상에 따라 약을 조제한 다음 한 번 먹을 분량을 담아 1회 복용용이나 하루 복용용으로 받을 수 있었다.

그런데 지금은 속이 좀 불편해서 약국을 찾아가 약사에게 증상을 설명하면 같은 소화제라도 알약에 물약을 곁들여 두 가지 이상 내민다. 목이 조금이라도 부었다 싶으면 소염제에다 진통제까지 두 가지 약을 내밀기 일쑤다. 그렇게 약을 포장한 그대로 필요한 양보다 더 많이 구입하면서 계산을 끝내면 회의감이 밀려온다.

'하루 먹을 약값이면 병원에 가서 5일 치 약을 처방받겠구나.'

의사가 처방해준 대로 구입하는 약은 건강보험을 적용받아 약값이 싸다. 이렇게 보험에서 보조해주는 비용이 있다 보니 사람들은 대개 증상이 가벼워도 병원을 찾는다. 저렴한 약값이 국민의 진료 횟수를 늘리고 있는 셈이다. 이는 결국 국민의 약 과잉 복용과 국민보험공단의 재정 악화에 한몫하고 있다.

3 곧 다가올 기대수명 1위

병원 접근성이 편리할 때 우리가 얻는 이점은 필요한 치료를 빠르고 쉽게 받을 수 있다는 점이다. 덕분에 우리의 수명은 갈수록 늘어나고 있다. 대한민국의 기대수명 증가 속도는 아주 빠른 편이다. 보건복지부에서 발간한 〈통계로 보는 사회보장 2017〉에 따르면 1970년 대비 2015년 기대수명 증가 추세에서 한국은 월등히 앞서 있다. 구체적으로 OECD 회원국이 평균 10.7년 증가할 때 한국은 19.8년 증가했다.

[표] OECD 회원국 평균과 각국의 기대수명 증가 추세

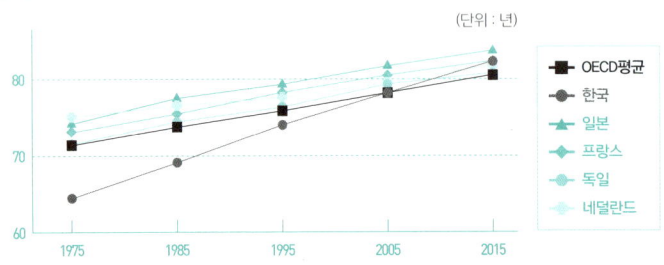

※ 자료 : OECD Health Statistics, 2017 (stats.oecd.org에서 2017.12.07. 인출)

2019년 3월 현재 OECD 회원국 중 남자의 기대수명이 가장 긴 국가는 스위스(81.7세)로 한국보다 2년 더 길고, 여자는 일본(87.1세)으로 한국보다 1.7년 더 길다.

[표] OECD 회원국의 기대수명 비교

(단위 : 세)

기대수명	OECD 평균	한국	일본	스위스	스페인	이탈리아
남자	78.1	79.3	81.0	81.7	80.5	81.0
여자	83.4	85.4	87.1	85.6	86.3	85.6

※ 출처 : OECD.STAT, Health Status Data(2019년 3월 추출, 2016년 출생자 기준)

하지만 2017년 영국 의학저널 〈란셋Lanset〉은 현재의 증가 속도를 기준으로 볼 때 2030년 출생자의 기대수명은 여자 90.82세, 남자 84.07세로 대한민국이 1위를 차지할 것으로 전망하였다(Lanset 2017; 389:1323-35).

[표] 2030년 대한민국 여자와 남자의 기대수명 전망

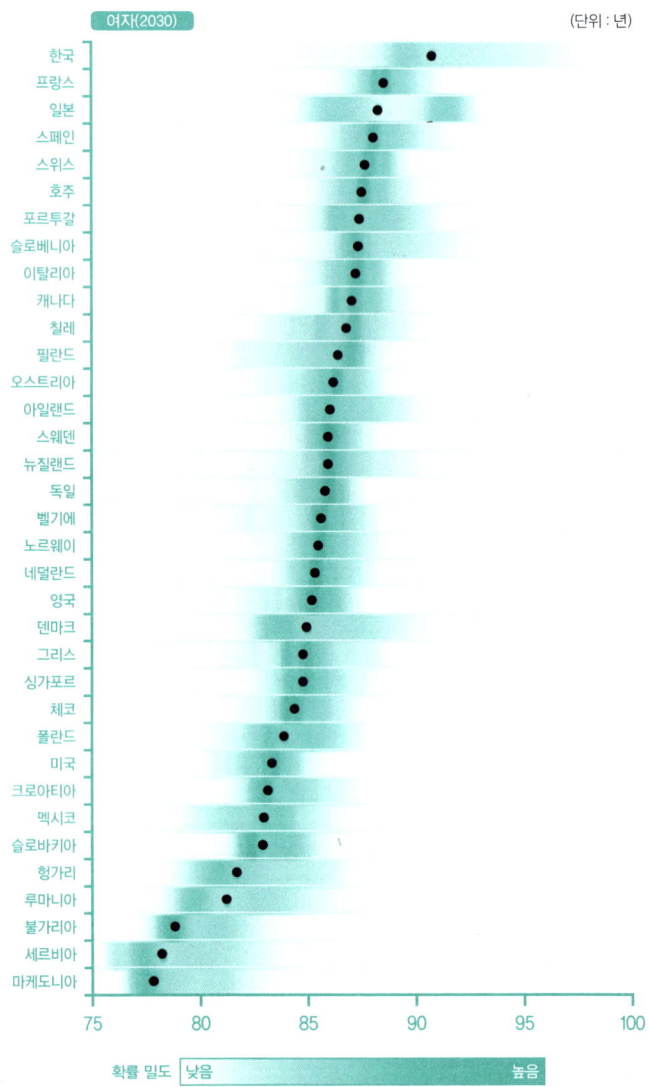

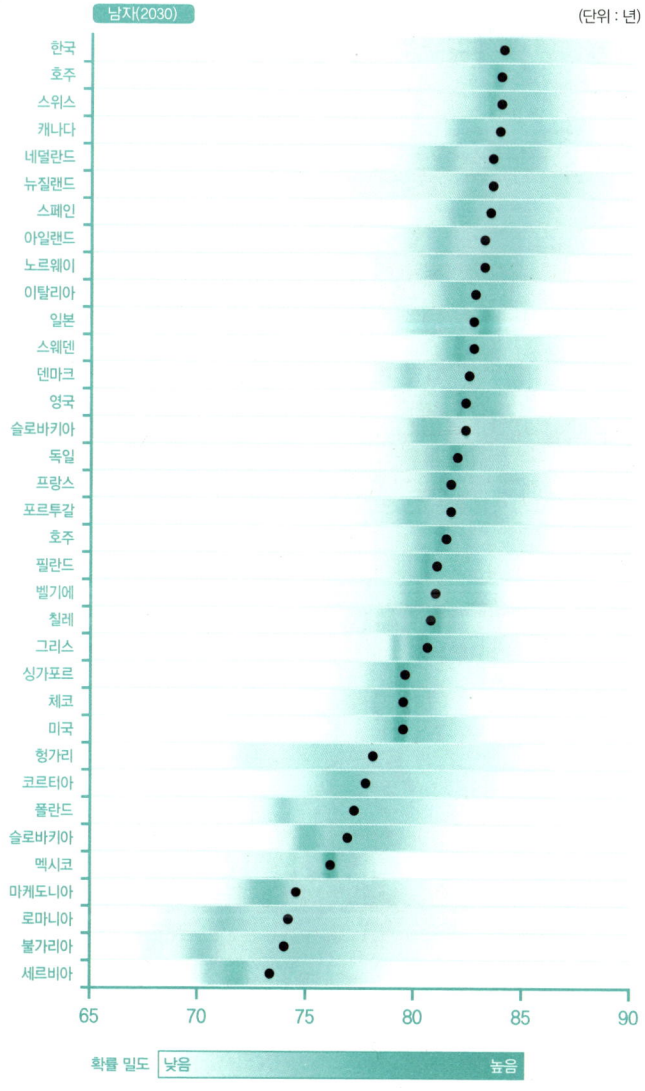

4 기대수명과 유병기간

한국의 기대수명이 가파르게 늘어날 것으로 전망하는 이유는 국민의 좋은 습관과 병원에 가기 쉬워 치료 접근성이 좋기 때문이다. 그러나 기대수명이 늘어난다고 모든 것이 함께 평안해지는 것은 아니다.

[표] 2030년 출생 남녀 기대수명 (단위 : 세)

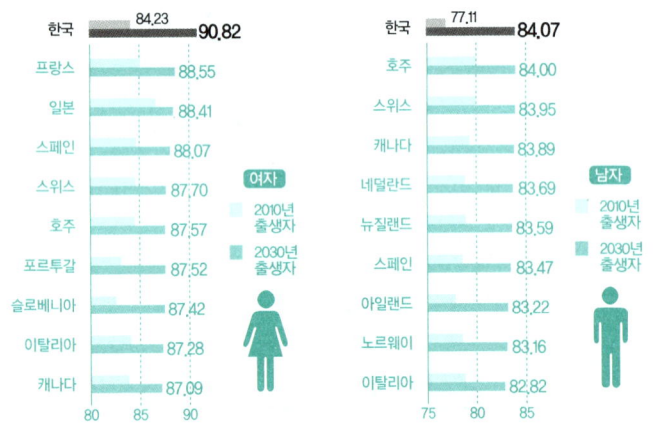

※ 출처 : 연합뉴스, 자료 : 임페리얼칼리지 런던, 세계보건기구 (WHO)

실은 기대수명 증가와 더불어 유병기간이 상승할 확률이 높다. 다시 말해 기대수명이 늘어나면서 병을 앓는 기간도 늘어나 우리가 무섭게 여기는 암이나 노화에 따른 질환이 늘어날 가능성이 크다. 노화로 인해 혈관과 신체기관의 기능이 떨어지면 치매, 뇌혈관질환, 백내장, 관절 이상, 인슐린 의존 당뇨 같은 복합 노인성질환으로 고통을 받는 날이 길어질 수도 있다.

[표] 기대수명과 건강수명 추이

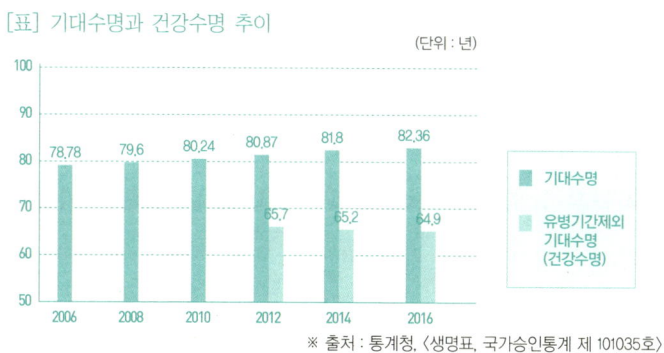

의료 기술이 그다지 발달하지 않았던 1960년대에는 평균 수명이 60세 정도였다. 당시의 사망원인을 보면 '증상, 증후가 불명확한 질환'이 많았고 그다음으로 호흡계질환과 감염성·기생충성 질환 등이 뒤를 이었다. 쉽게 말해 위생 상태가 좋지 않아 질병에 걸리는 경우가 대다수였고 병원 치료를 제대로 받지 못해 사망하는 사람이 많았다.

그때만 해도 일단 질병에 걸리면 오랜 기간 투병하지 않고 사망하는 것이 보편적이었다. 그러나 병원 접근성이 좋은 요즘에는 의료 기술 발달로 질병에 따른 치료 지침에 따라 관리하기 때문에 대체로 과거보다 수명이 연장되고 있다.

2019년 초 현재 사망원인을 보면 각종 암과 혈관 기능 이상으로 생기는 뇌혈관질환, 심장질환 등이 높은 순위에 올라 있다. 사고로 사망하는 경우를 제외하고 특정 질환이라는 진단이 나오면 오랜 기간 투병하면서 시간과 돈을 오로지 병원 진료에 투입한다.

지금은 암도 생존율이 점점 늘어나고 있으나 그 기간의 대부분은 유병기간을 늘리고 있다. 또한 각종 순환계질환도 우리가 노년을 유병자로 살아가게 만든다.

[표] 2017년 사망원인 1~5위

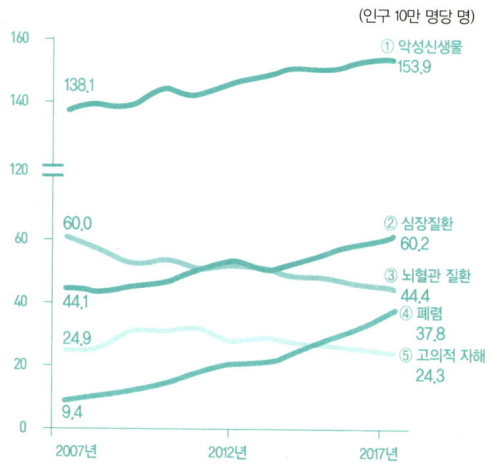

[표] 2017년 사망원인 6~10위

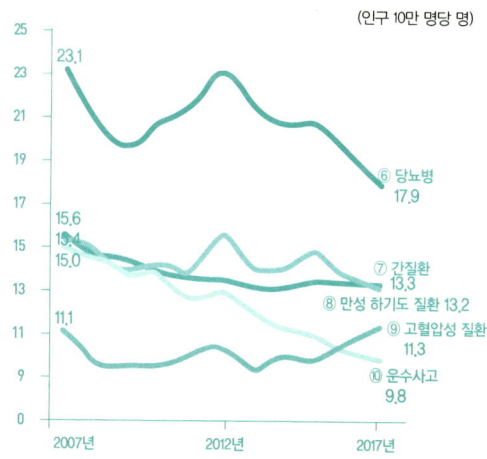

※ 출처 : 통계청, 2018년 9월(2019년 3월까지 최신)

암, 심장질환, 뇌혈관질환, 폐렴 등이 사망원인 통계의 상위를 차지한다는 것은 이들 질환으로 죽음을 맞이할 확률이 높다는 것을 의미한다. 이러한 질병에 노출되면 급성으로 사망에 이르는 것이 아니라 유병기간을 거치면서 서서히 죽음을 맞이하는 경우가 많다. 더 무서운 점은 건강 악화가 자신도 모르는 사이에 점점 깊어져 나중에야 드러나는 사례가 많다는 사실이다.

오늘날에는 의료 기술 발달로 신체기관이 회생 불가능한 상태에서도 쉽게 죽지 않을 수 있다. 즉, 링거로 영양분을 넣어주고 인공호흡기로 산소를 공급해 숨이 멎지 않도록 유지하는 '연명치료'로 생명을 유지하는 것이 가능하다. 이는 질병 완치와 별개로 수명을 연장하는 한 방법이다.

의료 기술 발달이 이 정도이기 때문에 한창 고령화가 진행 중인 한국에서 유병기간은 갈수록 늘어날 것이 확실하다.

병원과 약에 의지해 연명치료를 하며 수명을 연장하고 싶은가? 만약 그럴 마음이 없다면 먼저 자기 자신에게 관심을 기울여 올바른 식습관과 행동습관으로 스스로를 관리해야 한다. 질병은 걸리기 전에 예방하는 것이 최선이며 이를 위해서는 평소에 질병과 맞닥뜨렸을 때 싸워 이길 힘을 키워야 한다.

누구나 죽음을 맞이한다는 것은 당연하고 자연스러운 일이다. 그렇지만 똑같은 질병과 맞닥뜨려도 이겨내고 피해가는 힘을 기르면 노후를 유병기간으로 날려버리는 게 아니라 인생을 보다 풍요롭게 즐길 수 있다.

사망원인 1위인 암을 이겨내는 힘은 스스로 면역력을 키우는 데 있다. 그다음으로 위험을 가하는 순환기계통의 질환, 가령 고혈압성질환, 뇌혈관질환, 심장질환은 평소의 혈관 관리로 이겨낼 수 있다. 평소의 건강관리는 길어지는 기대수명에서 유병기간을 최대한 줄이는 자양분 역할을 한다.

2장

의지하고 싶은 병원에서 해주지 않는 것

1 가기 쉬운 병원, 만나기 힘든 의사

 병원에 가는 것은 참 쉽다. 그렇지만 병원 안으로 들어서는 순간 많은 대기 인원과 마주친다. 이를 예상해 병원에 갈 때는 시간을 넉넉히 잡고 가야 한다. 그렇게 의사를 만나기까지 아까운 시간을 낭비해가며 30분이나 1시간 정도 기다렸다가 고작 2~3분 남짓 의사를 만나 약을 처방받는다.

 지금은 거의 사라졌지만 수십 년 전까지만 해도 기다리는 시간을 조금이라도 단축하기 위해 사생활을 침범하는 일도 있었다. 진료를 받는 환자와 의사 옆에 3명분의 대기석을 만들어놓은 것이다. 이때 환자는 귀로 다른 환자의 상태를 들으며 앞사람이 의자에서 엉덩이를 떼자마자 재빠르게 앉아 진료를 받을 만반의 준비를 갖추고 진료석만 바라보고 있었다.

 지금은 사생활을 보호하기 위해 진료실과 대기실을 구분

하고 있지만 따분한 기다림의 연속은 좀처럼 나아지지 않고 있다. 그야말로 복불복 게임처럼 내 의사와 상관없이 대기 인원에 따라 무작정 기다려야 하다 보니 병원은 아예 시간을 길게 잡고 가야 하는 곳이 되었다.

몇 해 전부터 응급이 아닌 환자들이 응급실을 찾는 바람에 정작 응급환자가 목숨을 잃고 있다는 뉴스가 많이 나오고 있다. 이것은 응급환자가 많은 응급실만의 문제는 아니다. 병원에 가본 사람이면 누구나 수긍하겠지만 병원마다 대기 환자가 넘쳐난다.

보건복지부에서 발간한 〈보건통계 2018〉을 보면 한국은 OECD 주요 국가 중 국민 1,000명당 의사가 2.3명으로 하위 수준이지만 연간 진료를 받는 횟수는 17회로 1위를 차지했다. 이 수치는 병원에서 환자와 의사가 상담하는 시간이 많이 부족한 이유를 단적으로 설명해준다.

[표] OECD 주요 국가 의사 수 현황

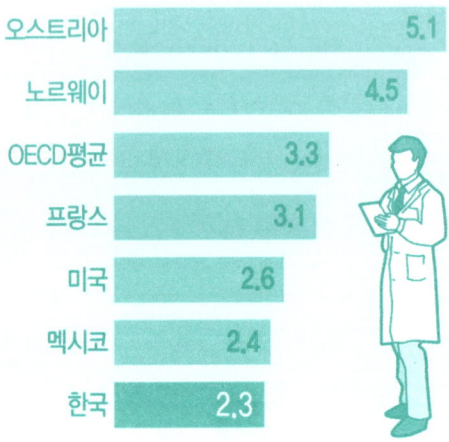

[표] 연간 외래진료를 받는 횟수

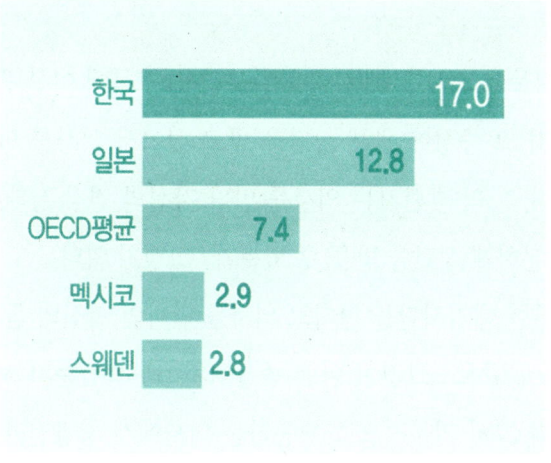

※ 출처 : https://news.joins.com/article/22796411

② 병원에서 상담받기 어려워요
: 질환 상담보다 증상 처방

사람들이 의사를 찾는 이유는 분명하다. 몸에 이상 증상이 느껴져 그 증상에 관해 상담을 받고 싶어서 의사를 만나는 것이다. 그러면 환자는 의사를 만나 자신의 건강 상태를 두고 충분하게 상담을 받을 수 있는가? 그렇지 않다.

지루한 대기시간을 견디고 의사를 만나면 자신의 몸 상태를 이야기하고 그것이 어떤 증상인지, 왜 생겼는지 상담받기보다 그저 의무적으로 행동하는 의사에게 처방전만 받아오는 게 고작이다. 가령 목이 아파 병원에 간 환자가 의사에게 "왜 아플까요?" 하고 물었을 때, "추운 날씨에 밖에서 찬 공기를 많이 마셔 목에 무리가 갔네요."라는 대답을 듣는 경우는 거의 없다. 대신 딱 한마디가 돌아온다.

"인후통입니다."

증상을 표현하는 간단한 병명으로 더 이상의 대화는 차단

당한다. 어떤 질병의 원인에는 무수히 많은 경우의 수가 있다. 그중 정확한 것을 집어내려면 그 환자의 과거 이력부터 현재 상황까지 세세하게 살펴봐야 한다. 그러니 의사의 입장에서는 현재 보이는 증세가 어떤 질병인지 병명을 알려주고 그에 따른 처방을 하는 것이 효율적이다.

이런 이유로 독한 약을 권하거나 약을 오래 먹도록 여러 날 분량을 처방해 병원을 찾는 횟수를 줄여주는 병원이 좋은 병원이라는 평가를 받는다.

양약 개수의 비밀 (증상별로 개수가 늘어나는 내과)

용인에 있는 연구소에서 근무하던 시절, 어느 날 나는 감기 증상으로 병원을 찾았다. 처음에는 두통과 몸살, 코막힘 증상이 있었는데 처방대로 약국에서 약을 받아보니 알약이

세 개였다. 닷새 동안 그 약을 먹었지만 증상이 호전되기는커녕 오히려 목이 붓고 기침까지 났다.

할 수 없이 병원을 또 찾아갔더니 이번에는 알약이 두 개 더해져 다섯 개로 늘어났다.

'이런, 아픈 증상에 따라 알약이 하나씩 늘어나는구나.'

양약은 두통에는 두통약, 기침에는 기침약, 목이 부으면 후두통약 하는 식으로 증상에 따라 약을 섞어 처방하는 모양이었다. 그동안 약국에서 사 먹은 종합감기약에는 대체 어떤 성분이 섞여 있을까? 이 생각을 하는 순간 덜컥 겁이 났다.

내가 증상을 읊는 대로 알약 개수가 늘어난 그 감기는 내과 처방을 3주일이나 받고 약을 복용했어도 그다지 차도가 없었다. 할 수 없이 병원을 옆의 한의원으로 옮겨 약을 바꾸어 먹고 나서야 증상에 호전이 있었다. 무엇이 들어갔는지 모르겠지만 나는 약 한 포를 따뜻한 물에 타 먹고 하루 만에 증상이 좋아져 감기를 떨쳐낼 수 있었다.

내가 처음 다닌 병원의 의사와 잘 맞지 않았던 것일까? 처방받은 약이 나와 맞지 않은 것일까? 내가 한약과 잘 맞는 체질인가? 약과 상관없이 나을 때가 되어 호전된 것일까? 사실 나는 오래도록 괴롭히던 감기가 어떻게 나았는지 정확히 알지 못한다. 아무튼 그때 이후로 나는 병원에서 약을 받아오면 어떤 증상에 사용하는 것인지 따져보는 습관이 생겼다.

가끔 우리는 약 성분은 조금 다르지만 기능은 같은 약이 뒤섞여 개수가 늘어난 약을 처방받기도 한다. 이럴 때 내게 잘 듣는 약을 알고 있으면 얼마나 좋을까? 족집게로 콕 집듯 내게 필요한 약만 조제해 먹으면 과도하게 복용할 일은 없을 테니 말이다.

물론 의사는 대부분 증상에 따른 약을 배운 대로 처방해 준다. 설령 그 약이 잘 듣지 않더라도 의사에게는 잘못이 없다. 같은 증상에 처방하는 약도 종류가 굉장히 다양하고 그 약들은 작용기전이 다른 경우가 많다.

약을 처방받은 뒤 내 몸에 관심을 기울여야 하는 존재는 나 자신이다. 좀 더 꼼꼼하게 내 몸의 반응을 살펴보자. 듣지 않는 약을 몇 주간 지속적으로 복용할 것이 아니라 다른 방법을 찾아보자. 내 몸에 필요 없는 화학약품이 들어오는 것을 최대한 막아야 하는 사람도 나 자신이다.

  지금은 인터넷만 뒤져도 많은 정보를 캐낼 수 있는 시대다. 의사와 약사가 상담을 충분히 진행하지 않는 문화 속에서는 내 몸을 스스로 돌아볼 수밖에 없다. 내 몸의 건강 상태를 두고 그들에게서 논의를 이끌어내도록 스스로 주체가 되어 적극적인 자세를 취해야 한다.

③ 의사에게 기대해도
들을 수 없는 말 : "완치될 겁니다."

의사를 만날 때 우리는 자신의 불편함이 사라지기를 기대한다. 심지어 정말로 죽을병에 걸렸을 때조차 자신이 다 낫기를 기대한다. 의사를 만난 환자가 가장 처음 듣는 말은 이것이다.

"어디가 불편하세요?" (증상 묻기)

이것은 상당히 중요한 질문이다. 의사가 신이 아닌 이상 눈으로 겉모습만 보고 어찌 환자의 증상을 알겠는가. 간혹 의사가 보기만 해도 증상을 알 수 있는 외상, 황달, 결막염 같은 질병도 있으나 대개는 눈으로 알아보기가 어려운 질병이다. 결국 환자의 말을 듣지 않고 의사가 제대로 된 증상을 체크하는 것은 불가능에 가까운 일이다.

의사의 질문에 따라 환자가 증상을 얘기하면 의사는 처방전을 작성한 뒤 두 번째 말을 던진다.

"5일 치 약을 처방해드렸습니다. 5일 후 다시 오세요. 안녕히 가세요."

그 간단한 대화로 진단과 상담, 처방이 끝나버린다.

의사에게 왜 이런 증상이 생긴 것인지 듣는 것은 정말 힘든 일이다. 왜 그럴까? 그 증상은 서울에서 부산으로 가는 작은 샛길의 경우의 수보다 더 많은 우리 몸의 어떤 신호체계를 거쳐 나타나는 것이기 때문이다. 우리가 알지 못하는 몸의 신호체계는 무수히 많다.

우리 몸은 하나의 유기체로 크게 12가지 기관계로 이뤄져 있다. 그 기관은 조직으로 구성되어 있고 조직은 60억 조 이상의 세포로 이루어져 있다. 그 세포조차 결코 단순하지 않으며 하나의 세포 안에서 기능하는 많은 소기관으로 구성되어 있다. 예를 들면 유전정보를 보관하는 소기관, 유전정보를 해석해 기능을 이끌어내는 소기관, 세포가 일하는 데 필요한 에너지를 공급하는 소기관, 다른 세포에게 자신의 메시지를 전달하는 소기관, 계속해서 생명을 유지하도록 하나하나의 신호를 보내는 소기관이 있다.

세포는 이러한 소기관과 함께 매 순간 죽어가고 다시 태어난다. 그 과정에서 몸에 필요한 것을 끊임없이 만들고 사용하고 서로 이야기를 나누며 우리 몸을 유지한다. 이처럼 무수히 많은 구성물로 이뤄진 우리 몸은 하나의 기능을 수행할 때 한 가지 경우의 길로만 가지 않는다. 이런 이유로 어느 부분이 어떻게 잘못되어 문제가 발생했는지 의사가 환자에게 콕 집어 말해주기 어렵다.

다정한 말 한마디를 주고받은 것도 아니고 질병의 원인을 속 시원히 들은 것도 아닌데 간혹 의사를 만나고 나서 위안을 받고 증상이 좋아지는 경우도 있다. 이처럼 의사를 만난 것만으로도 증상이 호전되는 심리적 결과를 플라시보 효과라고 한다.

이 효과는 뇌 과학에서 여러 실험으로 증명한 과학이다.

가령 병원에 가서 의사를 만나기만 해도 혹은 약이 치료와 상관없는 가짜 약일지라도 심리적 이유만으로 질병이 낫는 현상이 일어나기도 한다. 의사를 만나 처방받는 것 자체가 불편함을 해소하기 위한 노력인데 그것만으로 호전 효과가 나타나기도 한다.

이 플라시보 효과는 내가 찾은 병원이나 의사를 믿으면 더 강하게 나타난다. 좋아질 것이라는 믿음만으로도 조금은 낫는 효과를 볼 때도 있다. 이 효과로 병이 나았다는 것은 사실 아무런 약을 복용하지 않아도 우리 몸에 그 증상을 충분히 치료할 만큼 재생력이 있음을 의미한다.

환자는 의사의 처방 행위 자체를 따지기보다 의사가 나를 낫게 해줄 믿음직한 사람이기를 원한다. 하지만 환자가 아무리 믿음을 보여도 의사는 결코 다 나을 것이라는 말을 하지 않는다.

의사는 10년 이상 의학을 공부해 국가시험에 통과한 인재다. 따라서 우리가 알지 못하는 많은 질병 증상을 알고 있고 적절한 치료법을 전문적으로 공부해 지식과 경험을 쌓은 뒤 우리를 만난다. 그렇지만 치료에 따른 효과가 모든 사람에게 동일하게 100퍼센트 똑같지는 않다. 간혹 효과가 전혀 없는 사람도 있고 부작용을 겪는 사람도 있다는 것을 잘 알기에 의사는 '다 나을 것'이라고 섣불리 단언하지 않는다.

그러므로 우리는 의사에게 질병이 완치될 것이라는 다정하고 확신에 찬 말을 결코 듣지 못한다. 의사는 자신이 할 수 있는 선에서 치료 지침을 주는 것일 뿐이고 그 치료에 따른 대가는 대부분 환자 자신이 치러야 한다. 설령 그것이 치명적인 부작용을 낳을지라도 자신에게 맞는 방법인지 아닌지 빨리 알아차리고 결과를 감수해야 하는 쪽은 환자 자신이다. 의사가 해줄 수 있는 최선의 말은 이것이다.

"경과를 지켜보죠."

약 치료, 말 치료 (이비인후과, 안과 전문의)

한창 대학원 공부를 하고 있을 무렵, 하루는 목이 아픈 감기 증상 때문에 병원에 들렀다. 나는 감기에 걸리면 후두통 증상부터 심해지는 체질이다. 분명 이비인후과라는 간판을 보고 병원에 들어갔는데 어찌된 일인지 내부에 안과 장비도 있었다.

그곳에서 만난 전문의는 나이가 70이 훨씬 넘은 듯한 할

머니 의사였다. 비록 가운을 입고 있긴 했지만 전문의라기보다 그저 다정한 할머니 같았다. 입을 벌리고 속을 보여주자 그녀는 호들갑스럽게 아는 체를 했다.

"어머나 이렇게 아팠어? 목이 많이 부었네. 힘들겠다. 주사 맞아야겠다!"

그때는 항생제 주사 남용을 지양하자는 인식이 자리 잡고 있던 시기였는데, 그녀는 이를 아는지 모르는지 대뜸 내 엉덩이에 항생제 주사를 놔주었다. 처방받은 약을 먹고 의사를 한 번 더 만난 뒤 감기는 금세 떨어졌다. 한데 나는 병원에 들를 정도로 심하지 않은 증상에도 그곳을 몇 번 찾아갔다. 어쩌면 나는 의사의 처방이 아닌 정신적 위로를 받고 싶었던 것인지도 모른다.

그녀를 보면서 나는 의사가 딱딱한 표정으로 약만 처방해주는 것이 아니라 환자의 마음을 어루만져주면 더 효과가 크지 않을까 하는 생각을 했다. 후에 깨달았지만 그것이 바로 플라시보 효과였다. 그 경험으로 나는 믿음과 신뢰가 치료 효과에 커다란 영향을 미친다는 것을 확신하게 되었다. 그분의 그 따뜻한 진료는 오래도록 내 마음에 남아 있었다.

편안한 마음으로 치료를 잘 받긴 했지만 그때 내게 항생제가 꼭 필요했을까 하는 의문도 있다. 물론 좋은 약이니 당연히 좋을 것이라며 무턱대고 믿는 것은 단기간에 긍정적 효과를 내기도 한다. 반대로 확실한 근거와 지식으로 확신할 경우 단기간의 완화가 아니라 장기간에 걸쳐 내 몸에 시스템적 변화를 불러온다.

의사가 절대로 해줄 수 없는 말을 기대하기보다 내 몸은 내 책임이라는 생각 아래 주도적으로 결정하는 태도를 지향해야 한다.

4 약 설명서를 본 적 있는가? 부작용 설명은 들었는가?

병원 진료가 끝나면 우리는 지친 몸을 이끌고 병명코드와 함께 약명이 적혀 있는 처방전을 받아 약국으로 향한다. 그제야 싸구려 건강음료 한 병으로 접대를 받고 잠시 대기한 다음 '식후 30분'이라는 문구가 적힌 약 봉투를 받아든다. 봉투 안에는 마치 식단을 짠 것처럼 아침, 점심, 저녁으로 구분해서 담은 약이 가지런히 담겨 있다.

그 약을 먹으면 왠지 병이 다 나을 것 같은 심리적 위안을 받는다. 또 여러 개의 알약을 헤아리면서 내가 이만큼 아프다는 것을 공식적으로 확인받은 듯한 느낌에 젖는다. 거의 자기합리화에 가까운 위로를 받으며 어려운 약 이름에다 효능이 적힌 약 봉투를 받아오긴 하지만 그 약의 부작용이나 위험성 등은 애써 찾아보고 물어봐야 알 수 있다. 요리에는 레시피가 따라다니는데 왜 조제한 약에는 알약마다 설명서가 따라붙지 않는 것일까?

 의사에게 진단을 받고 처방대로 조제한 것이니 약은 분명 내 증세를 완화해주는 역할을 하겠지만, 그 약이 내 몸을 어떻게 망칠 수도 있는지 부작용을 설명하는 안내는 받지 못한다.
 최근 독감에 걸린 어린 학생이 약을 복용하고 환각 증세를 보이다 베란다에서 뛰어내려 목숨을 잃었다는 뉴스가 세간을 떠들썩하게 만들었다. 몸의 발진이나 환각 증세 같은 즉각적인 부작용은 금세 알아챌 수 있다. 반면 일단 복용하기 시작하면 계속 복용해야 한다고 알려진 고혈압약, 고지혈증 치료제, 당뇨약 등은 그 부작용을 모르는 채 막연히 합병증을 두려워하며 꾸준히 먹는다. 더러는 부작용을 알지만 모르는 척 넘기기도 한다.

　약에 부작용이 있어서 약을 변경할 경우 환불해주거나 수거 처리하지 않는 우리의 문화도 적극적인 치료제 선별을 가로막는 걸림돌이다. 그렇다고 약을 복용하는 것 자체가 나쁘다는 게 아니다. 단지 약을 복용했을 때의 부작용을 알면 몸의 반응에 더 민감하게 신경 써서 대응할 수 있음을 강조하고 싶을 뿐이다. 혹시 부작용이 나타난다면 재빨리 알아차려 적절히 대응할 수 있을 게 아닌가.

　개중에는 약을 투여했을 때 어떤 부작용이 나타나는지 확실히 알려주는 경우도 있다. 그 대표적인 것이 항암치료제다. '항암치료' 하면 우리는 흔히 머리카락이 다 빠져서 모자로 머리를 가린 환자의 모습을 떠올린다. 이런 증상은 빙산의 일각일 뿐이다.

　항암제는 약물마다 대표적인 부작용이 다르고 부작용이 없는 약이 없다고 할 정도로 여러 가지 부작용을 보인다. 구토나 무기력 같은 증상은 아주 흔하고 피부발진, 수포, 고혈압, 갑상선기능저하증, 백발 등의 부작용 때문에 또 다른 치료를 받기도 한다.

당장 완치된다는 보장이 없어도, 머리카락이 다 빠지는 한이 있어도 그런 약물치료를 진행하는 이유는 사인의 직접적인 원인이 될 질병 명을 알기 때문이다. 생명연장의 희망이 있기에 그처럼 강력한 약제를 거부하지 않고 투여하는 것이다.

특히 항암제는 즉각적인 부작용이 겉으로 보이는 경우가 많아 복용 후의 추가치료나 상담 시스템이 잘 갖춰진 편이다.

우리가 흔하게 걸리는 질환 중 대표적인 것이 '감기'인데 약을 처방해주면서 그 부작용을 설명하는 의사는 별로 없다. 잘 알려진 대로 감기는 바이러스가 유발한다. 한데 그 바이러스가 수백 종이 넘고 그것을 직접적으로 치료할 수 있는 약은 아직 없다.

다시 말해 약으로 감기 바이러스를 치료할 수 없기 때문에 감기 증상으로 받은 약을 복용하든 하지 않든 낫는 기간은 비슷하다. 병원에서 처방해주는 약은 조금 편하게 견뎌내라고 내 몸이 감기 바이러스와 싸울 때 생기는 기침, 거담, 두통 등의 증상을 완화해줄 뿐이다.

감기에 걸렸을 경우 약국에서 가장 쉽게 살 수 있고 병원에서도 자주 처방해주는 약 중 하나가 아세트아미노펜이라는 해열제다. 그 약의 효능을 살펴보면 해열, 두통, 치통, 근육통, 생리통, 관절통 등 우리가 '아픔'을 느끼는 웬만한 증상에는 모두 효과적이라고 설명하고 있다. 우리는 이 약의 효능·효과만 믿고 그 뒤의 주의사항(부작용)은 잘 읽지 않으며 약사에게도 설명을 듣기 어렵다.

그런데 이 약은 간 손상 유발, 드물게 급성 전신발진, 표피괴사, 쇼크, 얼굴 부기, 호흡곤란, 저혈압, 혈소판 감소, 빈혈, 급성췌장염, 신장독성, 심근 괴사, 면역계장애 등을 비롯해 나열한 것보다 더 심각한 부작용이 보고되고 있다. 쉽게 구할 수 있는 약이 이 정도라면 수많은 종류의 다른 약은 그 부작용이 얼마나 심각할까?

약의 효능·효과와 부작용에 좀 더 관심을 기울여 무언가가 내게 이로울지, 해로울지 따져보아야 한다. 약을 시중에서 유통할 때는 대개 여러 위험성에도 불구하고 그 이점이 더 크다고 판단해 판매하는 것이다. 그렇지만 그 부작용 역시 확인된 것이라 설명서의 대부분을 차지한다. 그 부작용에 따른 책임은 순전히 복용자의 몫이므로 내가 먹는 약은 반드시 스스로 살펴보고 따져봐야 한다.

만약 복용하려는 약이 내 간을 망치고 심장에 악영향을 주며 부작용으로 면역력에 문제가 생길 수 있다면, 굳이 그 약을 섭취할 필요가 있는지 고민해보는 것이 바람직하다.

단순 감기가 아닌 대사성질환 등의 약은 장복으로 이어지는 경우가 많다. 약의 부작용이 먹는 즉시 나타나는 게 아니라 장기간 복용 후에 드러난다면? 그 증상으로 인해 미래의 내 몸에 질병이 생길 수 있다면? 질병에 따른 합병증이 아니라 약의 장복으로 부작용이 생긴다면? 이럴 경우에는 당장의 수치 개선을 위해 약을 섭취하는 것이 아니라 생활습관을 바꿔 대사 변화를 시도함으로써 건강한 몸을 만드는 것이 낫다. 바로 이것이 장기적인 치료이자 약물 섭취기간 단축으로 부작용을 피하는 길이다.

3장

병원 의지형 인간에서 탈출하기

1 나를 가장 잘 아는 사람은 '나'다

　대한민국은 국민의 힘으로 국민건강보험제도를 실행하는 덕분에 누구나 병원을 쉽게 이용하고 있다. 의사의 처방 없이 약국에서 직접 구매하느라 보험을 적용받지 못하는 것보다 처방을 받아 약을 구입하면 구성도 알찬 것 같고 금액도 저렴해 보인다.
　하지만 병원에서 처방받은 약은 대부분 소분해서 포장해 주기 때문에 환불이나 취소가 쉽지 않다. 이런 구조에서는 제약회사와 약국, 병원 등만 돈을 벌고 환자는 보호받지 못하는 폐단이 생긴다. 그 비용은 국민건강보험에서 지불하는 것으로 이러한 부담이 하나하나 모여 국민건강보험료를 올리는 문제가 생긴다. 나아가 약의 남용과 오용이 빈번해진다. 이런 이유로 한편에서는 민영건강보험제도로 바뀌어야 한다는 목소리가 불거지기도 한다.

국민건강보험제도를 시행한 초기에는 제도를 성공적으로 안착시키고 사람들에게 혜택을 주기 위해 비교적 가벼운 질병도 보험혜택 비율이 높았다. 사실 이러한 질병의 진료비와 약제비는 스스로 지불해도 그다지 부담이 가는 정도가 아니다.

반면 중증 질병은 치료비용이 비싸고 치료기간도 길어서 전액을 국민건강보험에서 책임지지 않는다. 이에 따라 개인적으로 실비보험 같은 화재보험이나 보장성 생명보험을 추가로 준비하는 경우가 많다. 그러다 보니 아픈 것이 마치 복권이라도 당첨된 듯 진단을 받고 본전을 뽑았다고 안도하는 아이러니한 모습이 연출되고 있다.

우리가 진정 원하는 것은 아프지 않고 건강하게 살아가는 삶이다. 우리는 몸에 약간만 이상이 느껴져도 병원을 방문하는데 그 이유는 큰 병으로 커지기 전에 빨리 알아차리기 위함이다. 단, 충분한 상담이 이뤄지기 어려운 의사와 병원에 의지하거나 약에만 매달리는 것은 지양해야 한다.

내 상태를 누구보다 잘 알고 판단할 수 있는 사람은 '나' 자신이다. 불필요한 화학약품으로부터 나를 보호하고 지켜야 하는 존재는 나 자신이라는 사실을 잊어서는 안 된다.

한국에서는 주치의 개념이 희박한 편이다. 우리가 병원에서 만나는 의사가 충분한 상담을 거쳐 환자 개개인을 돌보기엔 너무 바쁘기 때문이다. 비록 이런 환경이지만 의사가 내 상태를 더 잘 파악하고 신중하게 의견을 주도록 하려면 내가 누구를 만나더라도 내 상태를 잘 설명할 수 있도록 충분히 연습하는 것이 좋다. 환자가 요점을 분명하게 전달할 경우 의사도 신중하게 고민을 함께하려 할 것이다.

② 나를 지키는 것은 나

: 기다림이라는 해결책(미국에서 아이를 낳는 과정)

아이를 잉태했을 때 나는 초기 20주까지는 한국에서 보내고 나머지 20주는 미국에서 지냈다. 초기에 한국 산부인과에서는 질 초음파를 시도하여 보이지 않는 아이를 보여주려 애썼고, 아이가 좀 더 자란 뒤에는 초음파 자리가 배로 옮겨갔다. 아무튼 병원에 갈 때마다 아이 상태를 초음파로 확인하고 심장소리를 들려주니 어느 정도 안심이 되었다.

그렇게 뱃속 아이와의 만남에 익숙해질 무렵 미국으로 가자 단 한 번 정밀초음파를 해서 아이에게 별다른 이상이 없음을 확인하는 것이 전부였다. 이후로는 줄자로 배 사이즈를 재가며 아이의 성장을 모니터링했다.

초음파 검사를 하지 않아 처음에는 아이의 상태가 궁금했으나 점차 마음이 편안해졌다. 만약 내가 한국에 있었다면 비싼 초음파 비용을 지불해가며 당연하다는 듯 초음파 검사를 했으리라. 뒤늦게야 굳이 그럴 필요가 없는 것이었구나 하는 생각이 들었다.

의료진은 배를 만져보는 것만으로도 아이의 머리 위치를 알 수 있다는데 왜 한국의 산모들은 초음파로 아이의 머리 위치를 보아야 안심하는 것일까? 태어날 아이의 얼굴이 한 번에 들어오지도 않는 초음파를 꼭 보아야 하는 것일까?

예정일 3주 전, 병원에서 자궁경부가 2.5센티미터 열려 있으니 아이가 빠르게 나올 것이라고 했다. 그 주 내로 분만이 진행될 수도 있다고 예상하기까지 했다. 하지만 기대와 달리 그 주를 넘겼고 자궁경부는 계속 벌어졌다. 진통이 여러 번 있었지만 병원 측은 분만유도를 하지 않았고 아이는 예정일에 태어났다. 그때는 이미 자궁경부가 7센티미터나 열려 있어서 분만 과정은 생각보다 길지 않았다.

그 길지 않은 순간에도 내게는 수술 고비가 있었다. 아이의 머리가 아래로 향해야 분만이 수월한데 의사는 머리가 옆으로 돌아누워 있다고 했다. 분만의사는 배로 아이의 머리 위치를 만져가며 오른쪽으로 누워라, 왼쪽으로 누워라, 다시 오른쪽으로 누워라 하면서 진통 중 10분 간격으로 코치를 해주었다. 오전 10시까지 아이의 머리가 똑바로 있지 않으면 수술할 수밖에 없다고 해서 걱정하고 있는데, 10시에 아이의 머리는 기적같이 의료진이 원하던 대로 돌아왔고 10분 후 세상에 태어났다.

다시 한국에 돌아와 출산 경험자들과 얘기를 나눠보니 유도분만과 제왕절개를 한 경우가 너무 흔하다 싶을 만큼 많았다. 최근 보건복지부에서 보고한 자료에 따르면 2015년 한국의 제왕절개 건수는 출생아 1,000명당 394명으로 OECD 평균보다 많이 웃도는 상황이다.

[표] 제왕절개 건수(2015년)

(단위 : 명)

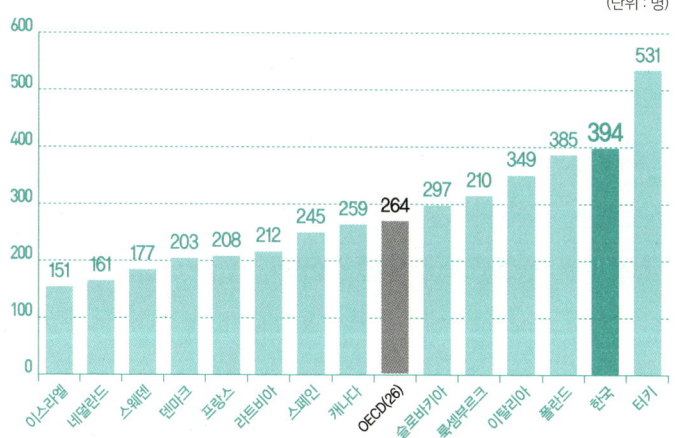

※ 출처 : 보건복지부, 《OECD 통계로 보는 한국의 보건의료》, 2018년 7월

　한국에서 아이를 낳은 사람들은 흔하게 유도분만을 진행했다. 또 진통을 길게 하고 제왕절개 수술을 한 사람들도 꽤 많았다. 어떤 엄마는 의사의 퇴근시간에 맞춰 분만을 진행했다고 말하기도 했다. 아이를 낳기 전에 날짜와 시간을 택일해 수술 날짜를 잡은 경우도 있었다. 또 다른 엄마는 자신이 아이 셋을 제왕절개로 낳아 더는 아이를 낳지 못할 거라고 얘기했다. 그야말로 무용담 같은 분만 스토리가 아주 많았다.

　나처럼 자궁경부가 거의 다 열린 뒤에 병원에 간 산모는 거의 찾아보기 힘들었다. 어디까지나 추측이지만 나도 한국에서 아이를 낳았다면 많이 열려 있는 자궁경부 탓에 분만유도를 하지 않았을까 싶다.

 분만은 자연스러운 현상이자 인류가 세상에 등장한 이래 지금까지 계속 이어져온 오랜 역사다. 그런데 왜 그렇게 분만과 관련된 수술과 주사가 늘어난 것일까? 임신부가 분만을 좀 더 자연스럽고 편안하게 받아들이면 분만 스토리는 아프고 억울한 경험이 아니라 내 아이를 만나는 경이로운 경험으로 남을 것이다.

4장

병원 사용형 인간

① 현명한 병원사용법

　우리는 지금 조금이라도 아플 때 병원에 가지 않으면 왠지 손해를 보는 것 같은 환경에서 살아가고 있다. 내 아픔을 누군가에게 확인받아야 안심이 된다면 병원을 좀 더 현명하게 사용할 필요가 있다. 내 아픔을 확인받는 과정에서 진정으로 병원을 현명하게 사용하는 방법은 무엇일까? 내 건강을 지키면서 과도한 진료와 약에서 해방되는 방법은 무엇일까? 그저 잘 먹으면 되는 걸까? 그저 운동만 열심히 하면 되는 걸까?

　꼬리에 꼬리를 무는 이들 의문에 해답이 한 가지만 있는 건 아닐 것이다. 가령 감기 바이러스는 내 몸의 면역력을 키워 이겨낼 수 있으나 골절 같은 외상은 빨리 교정해야 효과를 볼 수 있다. 또 자연스럽게 다가오는 노화 과정에서 적절한 영양소 공급과 신체 운동으로 실제 나이보다 어린 몸을 만드는 것도 꾸준한 관리로 가능하다. 즉, 건강미로 동년배의 부러움을 사는 것은 자기 자신에게 달렸다.

TV에서 방영하는 건강 프로그램 정보를 맹신하며 단편적인 건강 상식을 자신에게 적용하는 것은 바람직하지 않다. 그보다는 시스템으로 작용하는 내 몸을 이해하고 내 체질을 파악해 내게 꼭 맞는 맞춤형 관리를 해야 한다. 이를 위해서는 '나'를 알고자 노력해야 한다.

나를 알기 위해서는 내 검사 데이터를 수집하고 적절한 치료를 제때 받겠다는 자세로 병원을 현명하게 사용해야 한다. 나아가 적절히 활동하고 알맞은 영양소를 섭취하면 병원을 자주 출입하거나 약을 장기복용하지 않아도 건강을 유지할 수 있을 것이다.

② 병원에 꼭 가야 하는 이유
: 눈으로 볼 수 없는 것도 많다

고열이 나거나 다리가 부어 걷기 힘든 것처럼 눈에 띄게 두드러지는 증상이 발생하면 사람들은 서둘러 병원을 찾는다. 그리고 이런 증상은 대체로 빠른 처치가 가능하다.

사실 몸이 보내는 많은 신호는 대개 경미하게 느껴지고 눈에 뚜렷이 보이지 않는다. 그 탓에 스스로 알아채고 고민하지 않으면 미적거리며 시간을 지체하기 일쑤다. 그렇게 치료시기를 늦출 경우 신체기능이나 조절 능력에 이상이 생기는 만성질환으로 진행되기도 한다.

예를 들어 노인성 질병인 혈압조절, 당조절, 콜레스테롤 문제로 약을 복용하기 시작하면 마치 숨을 쉬거나 식사를 하듯 약을 장기복용하게 된다. 지금은 의료기기와 검사 기술 발달로 우리 몸을 좀 더 일찍 들여다볼 수 있는 방법이 아주 많다. 그 이유만으로도 병원은 가기 쉬운 곳이어야 한다.

내가 볼 수 없는 내 몸 상태를 알면 어떤 식으로 나를 관리해야 할지 방향을 잡을 수 있다. 그 관심은 신체적, 정신적, 사회적으로 완전한 안녕 상태를 유지하는 데 크게 이바지한다.

자연에 존재하는 원소는 현재까지 밝혀진 것만 해도 100개가 넘는다. 그중 25개 원소가 사람에게 꼭 필요하다는 것이 과학적으로 밝혀졌다. 그 25개 원소 중 특히 4개 원소, 즉 산소(65퍼센트), 탄소(18.5퍼센트), 수소(9.5퍼센트), 질소(3.3퍼센트)가 약 96퍼센트를 차지한다. 물론 나머지 칼슘, 인, 칼륨, 황, 나트륨, 염소, 마그네슘과 요오드, 철, 아연 같은 미량원소도 모두 놓쳐서는 안 되는 필수 원소다.
이들 원소의 불균형은 점차 몸이 제 기능을 하지 못하도록 망가뜨려 삶의 질에 커다란 영향을 미친다. 이러한 미량 영양소나 단백질(호르몬 등과 같이 몸에서 기능을 하는 것은 모두 단백질임) 등의 기능에 이상이 없는지는 그냥 대면하는 것으로는 알 수 없다. 현재 병원에서는 혈액 검사와 소변 검사로 분자, 단백질, 세포 상태 등을 검사한다.

우리 몸의 기능을 담당하는 여러 기관도 피부와 살로 덮여 있어 전문 의료장비를 사용하지 않으면 이상을 발견하기 힘들다. 다행히 다양한 의료장비 중에는 검사 목적으로 개발한 장비가 많다. 덕분에 혈관 이상 확인, 암 조직 발견, 뼈나 관절 등의 이상을 관찰하는 것이 가능하다. 즉, 영양이나 생리학적 문제가 아닌 외과적 상태를 확인할 수 있다. 이를 이용해 질병의 조기진단도 가능하므로 주기적인 검사로 내 몸을 살펴보는 것이 바람직하다.

③ 검사 방법과 확인 가능한 것

혈액 검사

혈액을 생화학적(원소 분석)·분자생물학적(단백질, 효소 분석)으로 검사하고 혈구를 분석해 혈구의 크기, 모양, 구성물 등을 확인한다. 이로써 혈액구성 성분에 따른 질병 유무, 무기질 영양 상태, 의약품의 효과, 장기 기능 등의 상태를 알아볼 수 있다.

소변 검사

소변은 신장과 혈액에서 거른 뒤 나오는 노폐물로 이 검사를 통해 여러 대사산물을 확인한다. 대체로 요로계와 전신의 내분비·대사 상태를 알아본다.

세포 검사

현미경을 이용해 세균 형태, 조직 상태 등을 확인하는 검사법이다. 가래, 뇌척수액, 복수, 흉수, 소변, 자궁경부 등에서 자연스럽게 떨어진 세포를 진단에 이용하거나 갑상선·유방·림프절 같은 여러 신체 부위의 병변에서 직접 주사바늘로 세포를 채취해 검사한다. 이들 세포를 검사해 병의 원인이나 성상을 진단하는 것이다. 이 검사로 종양세포의 존재와 악성 여부를 파악하고 미생물을 검출하며 그 미생물의 종류까지 판단할 수 있다.

X선 (엑스레이)

검사 부위에 X선을 방사해 평면 영상을 얻는 진단법이다. 대체로 뼈는 하얗게, 관절이나 연부 조직은 어둡게 나오는 영상이다. 골절을 포함한 뼈의 이상, 종양, 염증, 부종, 결핵 그리고 흉막강 안에 공기나 가스가 찬 기흉 등의 감염을 진단하는 데 사용한다.

CT (컴퓨터 단층촬영)

X선 발생 장치가 있는 원형의 큰 기계에 들어가 촬영하는 검사다. 인체를 절편으로 잘라보는 X선 영상을 합성해 입체영상으로 재구성한다. 해부학적 구조의 변형 정도를 비교적 쉽고 정확하게 파악할 수 있어 장기질환이나 뇌출혈 같은 병변이 의심스러울 때 사용한다.

MRI (자기공명영상)

강력한 자석에서 발생하는 자기장으로 신체의 수소에서 나오는 신호 차이를 측정해 영상화한다. 이로써 방사선의 영향을 우려하지 않고 장기의 3차원 영상을 얻을 수 있고 변형되지 않은 장기의 암 등도 구분이 가능하다. 병변의 위치뿐 아니라 성질도 알아낼 수 있다.

심전도

심장에서 만들어내는 전기적 활동 상태를 살펴보는 검사로 심장병 진단을 비롯해 심박동이 불규칙한 심장 부정맥 진단에 필수적인 검사다. 부정맥 외에도 심근장애, 심방·심실 비대나 확장, 심방세동, 폐순환장애, 전해질 대사 이상, 약물 효과 확인, 기타 심장질환과 연관성 질환 진단에 유용한 검사다.

초음파

초음파는 우리 귀에 들리지 않는 높은 주파수의 음파를 인체 표면에서 내부로 보낸 후 반사되어 돌아오는 음파를 영상화한 것이다. 실시간 영상이라 장기 구조뿐 아니라 운동까지 관찰이 가능하고 일반 방사선 검사에서 보이지 않는 연부조직 영상까지 얻는다. 혈관 내부의 혈류도 측정할 수 있다. 초음파는 갑상선, 간, 담낭, 췌장, 비장, 신장 등의 상복부 장기와 방광·자궁·난소·전립선 같은 골반 안의 장기를 검사해 원인을 찾는 데 많이 이용한다. 또한 종양 조기 진단과 방사선 없이 태아 상태를 보기 위한 산전 검사에도 쓰인다.

유전자 검사

타액 같은 체액, 조직·혈액에서 분리한 세포와 DNA를 추출해 어떤 질환과 연관되어 있는지 유전자를 검사하는 분자유전학적 검사 방법이다. 검사 대상 유전자를 분석해 질병의 원인인 유전자 이상을 확인하고 유전질환, 종양, 염색체 이상 등을 진단한다. 이로써 자신의 유전자 변이에 적합한 치료를 받는 것은 물론 발병률이 높은 질병을 집중 관리하는 건강관리 지침으로 사용할 수 있다.

4 건강검진
: 내 몸 적극으로 들여다보기

건강검진은 어딘가가 아파서 병원을 찾는 것이 아니라 일반인을 대상으로 한 것이라서 진료가 일반적인 진행과는 다르다. 이것은 건강 상태 확인, 질병 예방과 조기 발견이 가능한 질환을 대상으로 리스트를 만들어 확인하고 건강 상태를 정의한다. 따라서 주기적으로 건강검진을 시행해 결과를 비교함으로써 자신의 현재 건강 상태와 노화에 따른 변화, 건강관리 결과를 확인할 수 있다.

현재 건강검진은 국가건강검진 기본법에 따라 국가와 지방자치단체가 시행하며 그 종류는 아래와 같다(건강검진기본법 제3조).

가. '모자보건법'에 따른 영유아에 대한 건강검진
나. '영유아보육법'에 따른 영유아에 대한 건강검진

다. '학교보건법'에 따른 초·중·고등학교 학생의 건강 검사
라. '청소년복지지원법'에 따른 청소년 건강진단
마. '국민건강보험법'에 따른 건강검진
바. '산업안전보건법'에 따른 일반건강진단
사. '의료급여법'에 따른 건강검진
아. '암관리법'에 따른 암검진
자. '노인복지법'에 따른 건강진단
차. 그 밖에 보건복지부령으로 정하는 건강검진

위 건강보험 대상자에 해당하고 4대보험에 가입한 사람은 우편으로 검진표를 받는다. 그러면 자신이 건강검진을 받고 싶은 날짜에 무료로 혹은 선택 검진에 따른 추가비만 지출하고 건강검진을 받을 수 있다. 한국에서는 많은 의료시설

이 국가건강검진을 실시하고 있기 때문에 쉽게 검진을 받을 수 있고 결과도 비교적 빠르게 나온다.

좀 더 자세한 검사를 진행하고 싶거나 가족력이 있어서 염려하는 부분이 있다면 원하는 항목을 선택해 진행하기에도 편리하다. 그러한 검사의 대표적인 항목과 그에 따라 알 수 있는 질병은 다음 표와 같다.

● **건강검진의 검사 항목**

검사 종류	측정 항목	연관 질병	참고
진찰	생활습관, 과거 병력, 개인적인 가족력	유질환자	치료 상황
계측 검사	신장, 체중, 허리둘레, 체질량지수	비만	- 허리둘레 : (남) 90미만 (여) 85미만 - 체질량지수 : 18.5~24.9
시각	시력, 안압	원시, 근시, 난시, 녹내장, 백내장	
청각	귀의 기능	난청	
흉부방사선촬영	X선	폐, 심장, 흉막 질환	이상 소견 유무
치매선별 검사	인지력 검사	치매	70세, 74세
혈압	혈압	고혈압, 저혈압	120미만 / 80미만

혈액 검사	식전 혈당	당뇨병	100 미만
	총 콜레스테롤	고혈압, 이상지질혈증, 동맥경화	200 미만
	HDL콜레스테롤		60 이상
	LDL콜레스테롤		130 미만
	트리글리세라이드		150 미만
	혈청크레아티닌	만성신장질환	1.5 이하
	신사구체 여과율 (e-GFR)		60 이상
	AST(SGOT)	간장질환	40 이하
	ALT(SGPT)		35 이하
	감마지티피 (γ-GTP)		(남) 11~63 (여) 8~35
	혈색소	빈혈	(남) 13~16.5 (여) 12~15.5
소변 검사	신장 기능, 요로, 간 기능, 혈뇨	방광염, 방광암, 전립선염, 전립선암, 전립선비대증	요단백 : 음성
구강검진	치아 검사, 치주조직 검사, 치면세균막 검사	치주질환	
위	위장조영 검사, 위내시경 검사	위암, 위염	40세 이상 2년에 한 번
대장	분변잠혈 검사, 대장조영 검사, 대장내시경 검사	대장암	50세 이상 1년에 한 번
간	간초음파 검사, 혈청 AFP 검사	간암	40세 이상 고위험자 1년에 한 번
유방	유방 X선 검사	유방암	40세 이상 여성 2년에 한 번
자궁경부	자궁경부 도말 검사	자궁경부암	30세 이상 여성 2년에 한 번

5장

내가 나를 챙기는 일

① 내 건강이력 챙기기

어느 병원을 방문해도 환자가 자신의 진료 기록을 쉽게 열람할 수 있으면 환자는 현재의 건강 상태와 문제를 훨씬 빨리 알아볼 수 있을 것이다. 지금은 컴퓨터와 통신망 발달로 정보 이동과 공유가 수월한 시대지만 환자의 진료 기록은 그렇지 않다. 물론 정부가 병원과 병원 간의 정보 교환이 쉽게 이뤄지도록 개선하려는 시도를 하고 있으나 여의치 않은 실정이다. 즉, 병원 간의 데이터 공유는 개인정보 보호와 의료기관의 보안 문제라는 장벽에 가로막혀 있는 상황이다.

그러나 환자 개인이 자신의 진료 기록을 직접 요구하고 개인건강기록(PHR, Personal Health Record)을 관리하는 방식은 그 정보의 주체이기 때문에 언제든 가능하다.

건강검진 기록은 보통 병원에서 보관하며 대상자가 스스

로 관심을 기울여 살펴보는 것은 대체로 검진 결과가 나오고 의사가 설명해줄 때뿐이다. 증상이 나타나기 전에 건강검진을 하면 정상수치와 대상자의 수치를 비교한 내용과 함께 그에 따른 소견 내용을 간단하게 정리해 보여준다.

 그런 좋은 데이터를 한 번 듣고 마는 것이 아니라 스스로 보관하고 내 취약점을 제대로 아는 것이 건강을 관리하는 시작이다.

 내 상태를 파악하고 신경을 써야 하는 주체는 바로 자기 자신이다. 설령 약을 먹어야 하는 수치로 나왔더라도 약을 복용하기 전에 식습관과 생활습관을 바꿔보고 한 번 더 추적 관찰한 이후 결정해도 늦지 않다. 노령으로 갈수록 약을 만성으로 복용해야 하는 경우가 많으므로 일단 몰라서 놓친 내 습관을 점검해보고 결정해도 늦지 않다는 얘기다.

　짧게는 3개월 정도 내게 투자해 평생의 약값과 그 약의 부작용 그리고 부작용에 따른 약의 추가 섭취를 멀리할 수 있다면 해볼 만한 가치가 있지 않을까?

② 건강 정보 걸러서 보기

요즘은 TV만 켜도 건강 프로그램을 쉽게 접할 수 있다. 특히 먹는 식품과 관련해 좋은 점을 알려주는 정보가 많은데 그런 프로그램을 시청하다 보면 그 재료가 꼭 들어간 것을 먹어야 건강해질 것 같은 생각이 든다. 한데 재밌게도 그것이 유행을 타기라도 하는 듯 집중해서 조명을 받는 재료가 시기마다 다르다. 더 웃기는 것은 건강 프로그램을 진행하는 시간에 맞춰 홈쇼핑 채널에서 관련 제품을 판매하는 프로그램을 방영한다는 사실이다.

예를 들어 한동안 '신이 준 선물'이라며 노니의 효능을 알려주고 그 노니로 만든 여러 가지 농축액, 파우더, 차, 건과 등이 많이 나와 마치 만병통치약처럼 떠들썩했던 적이 있다. 아이러니하게도 그처럼 많은 제품이 판을 칠 때 한편에서는 노니 과용에 따른 부작용, 생산 과정에서의 중금속 포

함 같은 허점을 이야기해 평범한 시민들에게 혼란을 야기한다.

노니는 세계 각종 연구논문이 보여주듯 그 효과를 검증받았고 많이 알려진 대로 성분도 뛰어나다. 그렇다고 무분별하게 과용하거나 검증받지 않은 유통경로로 잘못된 제품을 접할 경우 건강을 찾으려다 오히려 건강을 해칠 수도 있다.

수없이 흘러넘치는 건강 정보를 맹신하기보다 내게 필요한지 또 적절한지 따져본 뒤 믿을 만한 제품을 신중하게 선택하는 것이 바람직하다. 내게 맞는 대안을 직접 찾는 것이 내 건강이력에 많은 도움을 주는 것이 사실이다.

영양소 중에는 우리 몸에 꼭 필요하지만 체내에서 스스로 만들어내지 못해 반드시 음식으로 섭취해야 하는 것도 있다. 문제는 음식으로 충분한 양을 섭취하기에 한계가 따르는 영양소도 있다는 점이다. 이럴 경우 정제하거나 농축해 간편하게 섭취할 수 있도록 만든 제품을 이용하는 것도 한 방법이다.

원재료와 성분을 꼼꼼히 따져 섭취하면 원재료로 먹을 때보다 더 좋은 효과를 볼 수 있다. 이때 필요한 것이 건강식품과 건강기능식품, 의약품의 차이를 구별하는 능력이다. 이러한 차이를 구분할 줄 알면 내 몸에 필요한 영양소를 선별할 때 많은 도움을 받을 수 있다.

● 건강식품, 건강기능식품, 의약품의 차이

분류	특징
건강식품	일반식품으로 분류하며 제품 효과를 검증하는 측면이 미흡하다.
건강기능식품	건강에 도움을 줄 수 있는 원료와 성분을 간편하게 섭취 가능한 형태로 가공한 것이다. 일일섭취량이 정해져 있고 건강기능식품법에 따라 생산과 판매를 법률로 규정하고 있다. 비교적 부작용이 미미하다.
의약품	의료행위에 쓰이는 약품으로 약사법에 따라 약국에서 판매가 가능하다. 질병을 치료하거나 예방하는 능력을 검증받아 허가를 받는다. 개인의 체질과 과다복용에 따라 나타날 수 있는 부작용을 명확히 명시해야 한다.

위 세 가지는 모두 사람들이 건강을 지키고 싶은 마음에 섭취하는 것이다. 하지만 올바르게 선택하지 않으면 오히려 건강을 해칠 수도 있다. 처방약인 의약품도 처방에만 의존하지 않고 부작용을 미리 숙지하는 것은 물론 약을 섭취한 이후 몸의 반응을 살펴 오용하지 않도록 주의해야 한다.

특히 건강식품과 건강기능식품은 유행에 따라 선택하기보다 현재의 내 몸 상태에 맞춰 필요한 것이 무엇인지, 믿음직한 원료를 사용하고 제조 과정을 잘 관리하는 제조시설에서 만들었는지, 효과가 어느 정도 검증되었는지 따져서 현명하게 선택해야 한다.

3 간단한 병원 탈출법
(병원과 의사 선별)

병원은 우리에게 꼭 필요한 곳이다. 가령 병균에 감염되었을 때, 사고로 의식을 잃었을 때, 외과적 수술이 필요할 때는 반드시 병원의 도움을 받아야 한다. 꼭 약이나 수술이 필요하지 않아도 검진으로 내 몸 상태를 알아보기 위해 주기적으로 병원에 가서 정확한 상태를 확인하는 것이 좋다.

그처럼 쉽게 갈 수 있는 병원이지만 조금은 병원을 멀리해볼 필요도 있다. 나이가 들면서 신체기능이 떨어지면 흔히 대사증후군이라 불리는 증상이 생긴다. 이들 증상으로는 당뇨, 고혈압, 이상지질혈증 등이 있는데 이것은 내 습관을 고칠 경우 달라질 수 있다. 식습관과 생활습관을 바꿨을 때 달라지는 건강 상태를 알고 실천하면 약에 의존하지 않고 건강을 유지하는 것이 가능하다.

설사 병원에 꼭 가야 할지라도 의사를 선별하는 기준을

세워두면 병원에 의존하기보다 병원을 사용하는 주체가 될 수 있다.

다음은 내가 병원에 꼭 가야 할 때 병원과 의사를 선별하는 기준이다.

병원보다는 의사: 내과에서 받은 피부과 치료

한번은 남편의 몸에 생긴 빨간 반점이 두어 달에 걸쳐 번져가기에 남편과 함께 동네 병원을 찾았다. 원래 피부과를 찾아가고 싶었으나 거리와 시간이 여의치 않아 아이를 진료할 때 자주 가는 내과로 갔다.

의사는 피부과로 가라며 핀잔을 주지 않고 차분하게 설명을 해주었다. 증상을 보아하니 장미색 비강진이라는 바이러스성 질환인 듯싶다는 것이었다. 의사는 자신도 그 질환을 앓은 적이 있는데 휴식과 햇볕 소독이 중요한 치료법이라며 처방해준 크림을 열심히 바르라고 신신당부했다. 또 빠르게 낫지 않을 수 있다고 부연했다.

처방해준 크림은 문제를 완전히 해결해주지는 않았으나 번져가던 비강진을 치유하기까지 가려움의 고통을 조금 덜어주긴 했다. 시간이 좀 걸리긴 했어도 남편의 몸에 돋아난 빨간 반점은 결국 모두 사라졌다.

의대생은 전문의가 되기 전에 기본적인 공부를 마치고 의사면허시험을 치른다. 여기에 통과해 의사면허를 취득한 사람은 의사로서 약을 처방하는 것이 가능하다. 더 깊은 수련 과정을 거쳐 전문의로 가는 길을 선택하지 않고 곧바로 일을 시작하는 의사도 꽤 많다.

아무튼 전공의는 의사자격증을 취득하고 자신이 관심이 가는 과를 선택해 깊이 있게 공부한 사람이다. 당연히 열심히 공부해야 자격시험에 합격할 수 있다. 그러므로 아이를 데리고 소아과에 갔어도 함께 간 부모가 같이 진료를 볼 수도 있고, 정형외과에 가서 내과 약을 처방받을 수도 있다.

자신의 전문 분야가 아니어도 기본 지식을 갖추고 상담을 잘 해주는 의사가 많이 있으므로 접근성이 불편한 해당 '과'만 고집하며 병원 방문을 포기하지 말자. 꼭 필요한 진료라면 가까운 병원을 찾아 상담부터 받아보는 것이 바람직하다.

책과 인터넷을 이용하는 수련의

의과대학에서 연구를 진행하는 나는 대학병원을 쉽게 이용할 수 있다. 대개는 교수진료가 아닌 일반진료를 선택해 전임의(펠로, fellow)의 진료를 받는다.

전임의는 의사면허를 취득한 이후 전문의까지 공부한 의사로 경력이 오래되지는 않았지만 꽤 오랜 시간 공부해 진료 기회를 얻은 의사들이다. 전문의가 되려면 보통 의과 공부를 10년 이상 해야 한다. 그들의 진료실에 들어가면 종종 두꺼운 의학서적을 펼쳐놓고 공부하거나 증상을 듣고 인터넷을 검색하는 모습을 볼 수 있다.

나는 그런 모습을 나쁘게 생각하지 않는다. 아직은 환자를 상담해본 경력이 부족하지만 배운 지식을 토대로 응용하고 갈고닦으려는 자세는 의사 자신뿐 아니라 환자에게도 도움을 줄 것이다. 이들은 보통 증상을 차분하게 오래 들어주고 약을 신중하게 선택한다. 이는 어쩌면 우리가 바라듯 여유롭고 진지하게 환자의 증상을 고민하는 모습일지도 모른다.

    과학 발달과 함께 의학계도 빠르게 발전하고 있다. 새로운 검사법과 치료법은 물론 신약이 계속해서 쏟아져 나오고 있다. 이에 따라 의사도 꾸준히 공부하지 않으면 뒤처지게 마련이다. 계속 공부하는 의사를 찾는 것도 환자가 신경 써야 할 부분이다.

4 실천해볼 만한 내 건강관리법

나는 직장인 건강보험을 일 년에 한 번씩 주기적으로 진행한다. 중년이 되어가는 최근 3~4년의 결과를 추적해 비교해보니 혈압이 120 근방에서 130으로 점점 오르면서 위험군으로 향하고 있었다. 나쁜 콜레스테롤을 제거해주는 좋은 콜레스테롤인 HDL은 60 이상을 권고하는데 나는 54로 부족한 편이라 운동과 저염식 등의 식이요법을 권고받았다.

몇 년 동안의 추세가 그렇다 보니 갑자기 집안 내력이 생각났다. 친가 쪽 사람들이 고혈압, 뇌심혈관 문제로 많이 괴로움을 당하고 있으니 내 유전력에는 혈관 관리가 특별히 필요해 보인다. 더구나 지금은 고령화시대로 갈수록 치매 위험이 높아지고 있는데 나는 유전적으로 이를 피하기 어려울 것이라는 생각이 든다.

최근 〈미국의학협회지JAMA, Journal of American Medical Association〉에 혈압을 잘 관리하면 치매의 전 단계인 경도인지장애의 진전을 늦출 수 있다는 사실을 검증한 내용이 실렸다. 또 추후 연구를 더 확장해 치매와의 연관성을 밝혀내는 후속 연구를 진행한다고 보고했다(JAMA, 2019, 321, 6). 사실 혈압 관리가 심혈관질환 예방에 미치는 영향이 크다는 것은 많이 알려져 있다.

이를 과학적으로 검증하는 연구가 전 세계적으로 활발하게 이뤄지고 치매와의 연관성까지 밝혀졌으니 특별히 내게 뇌혈관과 심장 관리가 치매 예방에 중요한 역할을 하리라고 본다.

내가 정기적으로 검진을 받는 또 다른 질환은 여성암 쪽이다. 국가건강검진에서 자궁경부암 검진을 받은 나는 세포 이상 소견으로 재검을 받기 위해 병원을 찾았고 이후 계속 추적 관찰하고 있다. 암 치료에서 가장 중요하게 꼽히는 요소는 조기 진단이다. 국가건강검진 체계를 적극 이용해 암 예방을 소홀히 하지 않는 것이 현명하다.

한 가지 더 어릴 적부터 잇몸이 잘 붓고 칫솔질을 할 때마다 피가 보였음을 고려해 6개월에 한 번씩 스케일링을 한다. 더불어 구강검진을 받고 어느 부분을 잘 관리하지 못하는지 지적을 받으면 여기에 더욱 신경을 쓴다. 칫솔도 신중하게 선택하고 칫솔질에도 신경을 쓰니 요즘에는 잇몸에서 피가 나고 붓는 일이 대폭 줄어들었다.

축산물 이력제, 수산물 이력제, 건강기능식품 이력 추적 같은 다양한 이력제를 들어본 적 있는가? 이것은 먹거리의 생산과 유통 과정에 보이는 소비자들의 두려움과 의심을 감안해 이를 공개함으로써 소비자가 안심하고 먹도록 해주려는 시스템이다. 한마디로 먹는 식품의 안전성을 확보해 깨끗하고 안전한 먹거리로 건강에 해를 끼치지 않도록 관리하겠다는 취지다.

이처럼 사람들은 이력까지 추적해가며 먹거리의 안전성을 따지지만 정작 내 몸 건강은 잘 추적하지 않는다. 또 내가 신경 쓰는 것과 별개로 미세먼지와 공해로 내 몸은 공격을 받고 있다. 여기에다 똑같은 먹거리 재료라도 재배 상황과 땅의 조건 변화로 우리는 예전만큼 영양소를 공급받지 못하고 있다. 가령 탄수화물과 지방은 어느 정도 먹거리로 채우고 있지만 단백질과 기타 미량영양소는 따지고 챙기지 않으면 부족하기 십상이다.

사회적 요소와 내 유전적 요소를 고려하는 것에 더해 건강검진으로 내 몸을 추적 관리한다면 설사 나이가 들어도 활기차게 살아갈 수 있으리라고 본다.

나이가 들수록 특히 신경 써야 하는 것은 혈관과 비만 관리, 항산화식품 섭취, 장 건강이다. 무엇보다 일상생활 속에서 적절한 운동과 함께 영양소를 섭취하는 습관이 몸에 배도록 하는 것이 중요하다.

나는 우선적으로 혈관 관리에 집중하기로 결정한 이후 소화기질환과 대사성질환 등에 효과가 있는 식이섬유를 비롯해 혈행 개선이나 뇌세포 활성화에 좋은 오메가-3를 섭취하고 있다. 또 혈액 내의 좋은 콜레스테롤인 HDL을 올리고 나쁜 콜레스테롤인 LDL을 낮추는 데 도움을 주는 폴리코사놀 등에 관심을 기울여 충분히 섭취한다.

그뿐 아니라 적절한 운동과 식사에도 신경을 쓰고 혈압계도 구매해 아침, 저녁으로 혈압을 재며 건강한 노년을 맞이할 준비를 하고 있다.

늙는 것은 자연스러운 과정이다. 그러나 내 생활습관과 식습관을 바꾸기만 해도 많은 질병을 예방하거나 늦출 수 있다. 다음 표처럼 스스로 관심을 기울여 내 건강을 지켜보고 관리하면 동년배보다 더 젊음과 건강을 유지할 수 있을 것이다.

● 예방 가능한 질병과 신경 써야 할 것

분류	예방 가능한 관련 질병	신경 써야 할 것
혈관관리	이상지질혈증(콜레스테롤), 고혈압, 심장, 뇌혈관, 치매, 당뇨	오메가-3, 식이섬유, 폴리코사놀, 칼륨, 비타민, 금연
비만	당뇨, 고지혈증, 담석증, 관절염, 심혈관계질환	운동, 칼로리 제한, 식이섬유, 유산균
항산화	활성산소 제거로 세포 노화 방지, 면역력 증가	플라보노이드, 베타카로틴, 비타민 A, 비타민 C, 비타민 E, 카테킨, 셀레늄, 아연, 카로티노이드, 폴리페놀
장 건강	소화 기능, 과민성 대장증후군, 비만, 면역력 저하	프로바이오틱스, 프리바이오틱스, 식이섬유, 수분 섭취

다음 체크리스트를 사용해 내 현재 상태를 표시해보자. 현재의 내게 관심을 기울이고 나를 잘 알면 몸이 불편해 병원을 방문했을 때 당황하지 않고 상담을 진행할 수 있다. 전문가에게 정보를 충분히 제공해야 내게 어떤 조치가 적절한지 더욱더 신중하게 고려해줄 것이다.

● 병원 사용형 인간 체크리스트

날짜 : _____ 년 ____ 월 ____ 일

질환력						
		발병시기	현재상태	약물치료여부	가족력 여부	
뇌졸중, 뇌경색, 중풍	있다 없다				있다 없다	부모 형제 자매 자녀
심장병, 심근경색, 협심증	있다 없다				있다 없다	부모 형제 자매 자녀
고혈압	있다 없다		최고 최저		있다 없다	부모 형제 자매 자녀
당뇨병	공복혈당 수치 (100미만)		수치		있다 없다	부모 형제 자매 자녀
이상지질혈증	총 콜레스테롤 (200미만)		수치		있다 없다	부모 형제 자매 자녀
	HDL (60이상)		수치		있다 없다	부모 형제 자매 자녀
	LDL (130미만)		수치		있다 없다	부모 형제 자매 자녀
	트리글리세라이드 (150미만)		수치		있다 없다	부모 형제 자매 자녀
암	있다 없다		암종		있다 없다	부모 형제 자매 자녀
간염 바이러스 보유	있다 없다	A형 / B형 / C형			있다 없다	부모 형제 자매 자녀
알레르기	약물 알레르기 종류				있다 없다	부모 형제 자매 자녀
	식품 알레르기 종류				있다 없다	부모 형제 자매 자녀

생활습관 및 현재상태					
흡연	현재 흡연 유지기				
	현재 금연 유지기				
	간접 흡연 여부	있다	없다	부모 형제 자매 자녀	
음주	1주에 평균 날짜	일			
	하루에 음주량	잔			
신체 활동	운동 종목				
	1주일에 평균날짜				
	1일에 평균 시간				
현재 기분 상태					
현재 기억력 상태					
현재 불편한 신체증상					
몸무게 상태 (최근 6개월간 이유없는 체중변화)		있다	없다		

검사명	검진 경력					권고주기
	검사시기				
	10년 이전 (한적없음)	2-10년 이전	1-2년 이전	1년 이전	
기본 건강 검진					
혈액검사					1~2년에 한 번
소변검사					
시력검사					
구강검진/ 스케일링					6개월~1년에 한 번
암 검진					
위장조영/ 위내시경					40세 이상 2년에 한 번
분변잠혈반응/ 대장조영/ 대장내시경					50세 이상 1년에 한 번
간초음파/혈청 AFP					40세 이상 고위험자 1년에 한 번
자궁경부암검사					30세 이상 여성 2년에 한 번
유방X선검사					40세 이상 여성 2년에 한 번

맺음말

누구나 건강을 관리할 수 있다

나는 감기 증상으로 병원에 가서 5일 치 처방을 받으면 그 전에 호전되어 약을 다 먹지 않고 끝내는 경우가 많다. 더러는 병원에 가지 않고 그렇게 남은 약을 복용할 때도 있다. 그런데 어느 날 문득 내가 처방받은 약에 대체 어떤 효능이 있는 것인지 궁금해졌다.

의사는 내게 타이레놀 이알 서방정(아세트아미노펜-효능: 해열, 진통, 소염)과 케롤에프정(이부프로펜-효능: 해열, 진통, 소염)을 같이 처방해주었다. 아무리 봐도 같은 증상을 치료하는 약인 듯한데 이렇게 두 가지를 같이 처방하는 이유는 무엇일까?

아는 의사에게 감기에 걸려 병원에 갔더니 효능이 비슷한 타이레놀과 케롤에프를 함께 처방해주더라고 하면서 이를 어떻게 생각하느냐고 물으니 작용기전이 다른 약이라고 했다. 대표적인 부작용도 타이레놀은 신장에, 케롤에프는 심장에 무리가 생길 수 있단다. 작용기전은 다르지만 대표적인 효능은 같은데 당신에게 그 약을 처방해주면 둘 다 섭취할 것이냐고 묻자, 자신은 감기에 걸려도 병원에 가지 않을 것이라고 했다. 병원에 갈 필요 없이 몸 상태에 따라 스스로 선택할 거라는 얘기였다.

아주 잠깐 뒤통수를 맞은 듯한 느낌이었다. 그렇다면 스스로 선택하기 어려운 일반인은 신장과 심장에 무리를 줄 수 있는 약을 동시에 섭취하는 것이 당연하단 말인가? 흔한 감기약 하나로도 내가 어떤 부작용에 노출될지 모르는 이런 환경이 너무 억울하게 느껴졌다.

물론 나는 의사가 아니니 내 마음대로 필요한 처방을 할 수 없다. 하지만 내가 나를 알고 그 약의 특징을 조금이라도 안다면 의사에게 내 정보를 줄 수는 있다. 다음번에 비슷한 증상으로 진료를 받을 때 나는 담당 의사에게 직접 물어보았다.

"타이레놀과 케롤에프를 둘 다 복용할 필요가 있을까요?"

그날 내 처방전 리스트에는 타이레놀이 빠져 있었다.

지금은 정보화 시대다. 누구나 마음만 먹으면 궁금한 것을 찾아보고 물어볼 수 있다. 혈압계는 한두 끼 외식을 줄이면 살 수 있고 휴대전화만 들고 다녀도 내가 몇 걸음을 걸었는지, 어느 정도 운동했는지 알 수 있는 시대다.

내가 내 건강을 위해 병원을 이용할 때 대다수가 받는 똑같은 처방전을 받을지, 아니면 내 기본체질을 설명해 나만의 특별한 처방전을 받을지는 다른 사람이 결정해줄 수 없다. 바로 나 자신이 해야 한다. 그건 내가 찾아서 누려야 하는 내 권리다.

이를 위해서는 내가 내 몸을 살피고 건강이력을 챙겨야 한다. 이와 함께 내 몸에 필요한 영양소를 충분히 섭취해야 한다. 이처럼 스스로 건강을 관리할 경우 현재 병원을 이용하는 횟수를 줄이는 것은 물론 미래의 노년까지 훨씬 더 건강하게 맞이할 수 있을 것이다.

병원 의지형 인간으로부터 탈출해 병원 사용형 인간이 되면 스스로 '내 몸 건강 지킴이'가 될 수 있다!

[별지 1] 건강검진 결과지

최근 자신의 건강검진 결과지를 붙여서 활용하세요.

최근 자신의 건강검진 결과지를 붙이서 활용하세요.

[별지 2] 혈액검사 결과지